每个人都是自己健康的
第一责任人

新冠病毒
个人防护与健康
手册

中共广州市委宣传部　编
广州市卫生健康委员会

广州新华出版发行集团
广州出版社

图书在版编目（CIP）数据

新冠病毒个人防护与健康手册/中共广州市委宣传部，广州市卫生健康委员会编. —广州：广州出版社，2022.12

ISBN 978-7-5462-3559-2

Ⅰ.①新… Ⅱ.①中… ②广… Ⅲ.①新型冠状病毒—病毒病—疫情防控—手册 Ⅳ.①R512.930.1-62

中国版本图书馆CIP数据核字（2022）第247484号

书　　名	新冠病毒个人防护与健康手册
	Xinguan Bingdu Geren Fanghu Yu Jiankang Shouce
出版发行	广州出版社
	（地址：广州市天河区天润路87号9楼、10楼　邮政编码：510635
	网址：www.gzcbs.com.cn）
责任编辑	李良婷　蚁燕娟
责任校对	李少芳　窦兵兵
责任技编	刘雁明
装帧设计	紫上视觉 刁俊锋+黄隽琳
印刷单位	广州市岭美文化科技有限公司
	（地址：广州市荔湾区花地大道南海南工商贸易区A幢
	邮政编码：510385
规　　格	889毫米×1194毫米　1/32
字　　数	66千
印　　张	3.5
版　　次	2022年12月第1版
印　　次	2022年12月第1次
书　　号	ISBN 978-7-5462-3559-2
定　　价	15.00元

做好自己健康的第一责任人

广大的读者朋友,随着优化疫情防控工作的"二十条""新十条"和"乙类乙管"等政策措施相继落地,疫情防控工作进入了一个新阶段,面临着新形势和新任务。记得十多年前非典疫情结束之后,我说过:"最好的医生是自己。"这句话放在当下依然有用——我们不仅要成为自己的"医生",更要当好自己健康的第一责任人。

新型冠状病毒疫情暴发三年来,随着病毒的变异,病毒从最初的野生毒株,到今天的奥密克戎,其传染性变得越来越强,但它的致病力在逐渐减弱。这个事实告诉我们,面对病毒不必恐慌,但不恐慌不代表不重视。当下,我们最重要的是做好个人防护:出门戴口罩、勤洗手、室内要多通风、不扎堆、少聚集……这些好习惯一定要坚持。

同时,要重视疫苗接种,尤其是老年人,打了疫苗之后,对重症有很好的预防作用,要尽快实现疫苗的全程接种,增强自身的免疫力,提高自身的抗病毒能力。

最后，我们还要多学习、多了解健康科普知识。这本由中共广州市委宣传部牵头，由广州市卫生健康委员会、广州市教育局参与，广州日报社、广州出版社联手打造的《新冠病毒个人防护与健康手册》，从11个方面，对不同年龄、不同人群、不同生活场景下的疾病预防做出了详细指引，非常及时、非常实用。手册装帧设计精美、方便携带，各位读者拿在手中，可随时查阅，是暖心贴心的"健康助手"。

我坚信，遵循"人民至上，生命至上"的宗旨，党和政府及社会各界，将勠力同心，倍加珍惜来之不易的历经三年抗疫取得的成果，最大程度保障人民身体健康、最大限度促进经济社会发展，我们的生产生活将有序恢复，我们的美丽家园，将重新焕发出强大的生机活力！

让我们携手共勉，科学防疫，健康生活，创造更加美好的明天！

2022年12月28日于广州

目录

- 个人防护篇 1
- 疫苗接种篇 7
- 抗原自测篇 19
- 核酸检测篇 31
- 发热应对篇 41
- 居家用药篇 53
- 居家照护篇 65
- 就医指引篇 71
- 心理呵护篇 77
- 校园健康篇 85
- 科学康复篇 95

新冠病毒
个人防护与健康
手册

个人防护篇

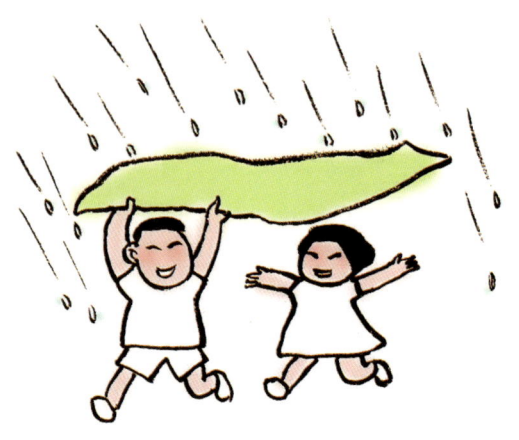

愿我们
都有能力爱自己
有余力爱别人

个人日常防疫行为准则

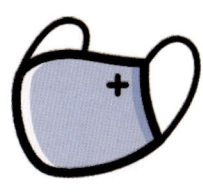

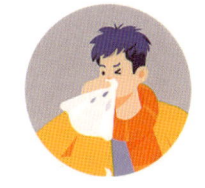

1. 提前接种疫苗,科学佩戴口罩,勤洗手,注意咳嗽礼仪,少聚集。

2. 保持规律作息、锻炼身体、多喝水、健康饮食、良好心态等健康生活方式。

3. 做好居室日常卫生。

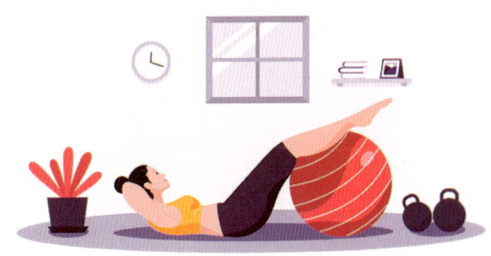

新冠病毒
个人防护与健康手册

· 个人防护篇 ·

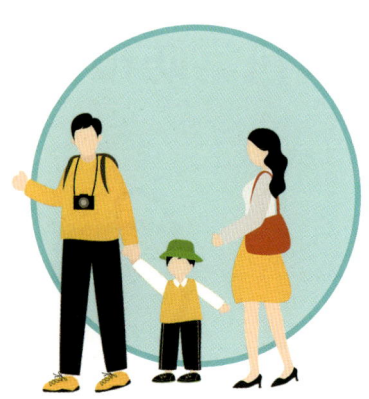

④ 出差或旅行前,关注目的地疫情流行情况,做好出行计划。

⑤ 乘坐飞机、高铁、火车、空调大巴等公共交通工具时,应科学佩戴口罩,随时注意手部卫生。

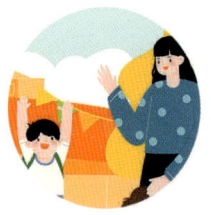

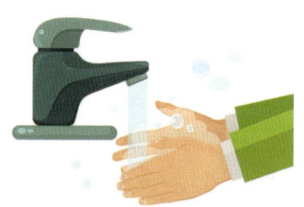

个人防护篇

老年人、儿童等重点人群防疫行为准则

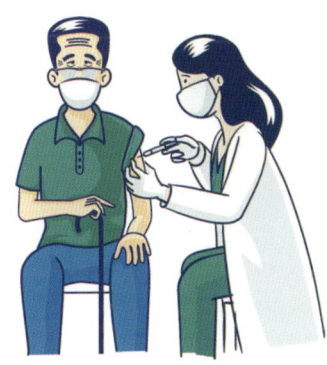

1. 60岁及以上老年人、具有较严重基础疾病人群和免疫力低下人群等重症高风险人群，尽快完成疫苗全程接种和加强免疫，降低重症发生风险。

2. 在疫情流行期间，老年人、慢性基础疾病患者、孕妇、儿童和伤残人士等人群，尽量减少前往人群密集的公共场所，确需前往应全程科学佩戴口罩。

新冠病毒 个人防护与健康手册

• 个人防护篇 •

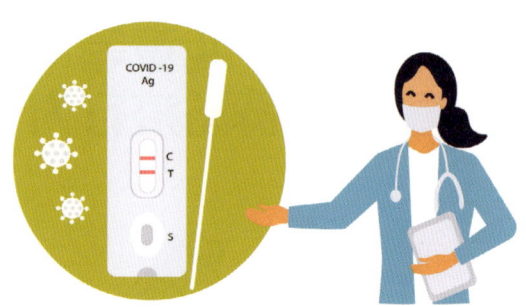

③ 在疫情流行期间,不建议老年人、慢性基础疾病患者、孕妇、儿童等免疫力较弱的人群进行长途旅行。

④ 老年人、慢性基础疾病患者、孕妇、儿童等人群如出现发热、呼吸道感染等症状,及时开展抗原或核酸检测。

⑤ 老年人、慢性基础疾病患者、孕妇、儿童等人群应根据相关指南合理使用对症治疗药物,注意药品适用人群范围和多种药品合并使用禁忌,患者本人或监护人要密切关注其健康状况,必要时及时就诊。

新冠病毒个人防护与健康手册

疫苗接种篇

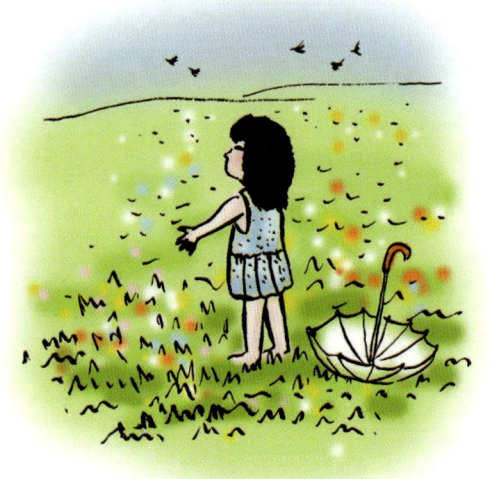

你若盛开着
漫山遍野都春天

疫苗接种篇

为什么老年人需要打新冠疫苗?

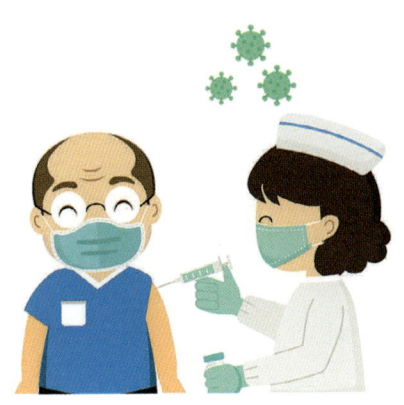

- **60岁以上的老年人**是感染新冠病毒后引发重症的高风险人群。

- **80岁以上的高龄老人**更是重症的高危人群。

- **有基础疾病的患者**感染后,引发重症的风险会更高。

新冠病毒个人防护与健康手册

● 疫苗接种篇 ●

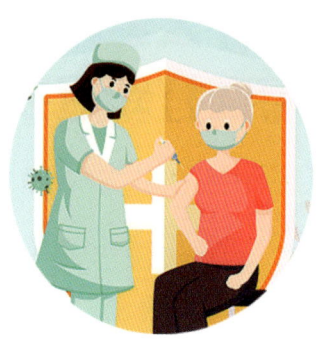

有研究显示：

老年人接种新冠疫苗，特别是完成加强免疫后，新冠病毒感染后导致重症、死亡的风险可降低 **90%**以上。

通常来说：

在接种第一剂次疫苗后**14天**左右就能产生保护性抗体。

◆ **建议老年朋友尽早接种新冠疫苗及加强针。**

新冠病毒个人防护与健康手册

● 疫苗接种篇 ●

老年人接种新冠疫苗，可以怎么选择？

市面上现有三种技术路线的新冠疫苗可选择，包括：

◆ **灭活疫苗。**

◆ **腺病毒载体疫苗。**

◆ **重组蛋白疫苗。**

三种疫苗都适合60岁以上老年人接种。

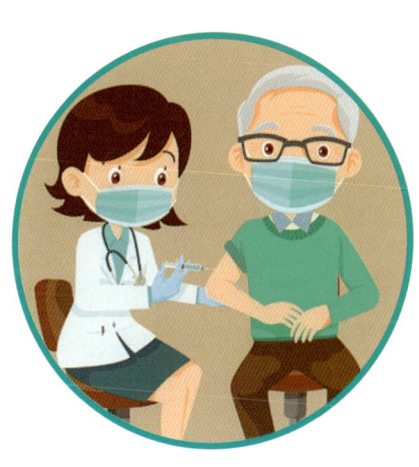

疫苗接种篇

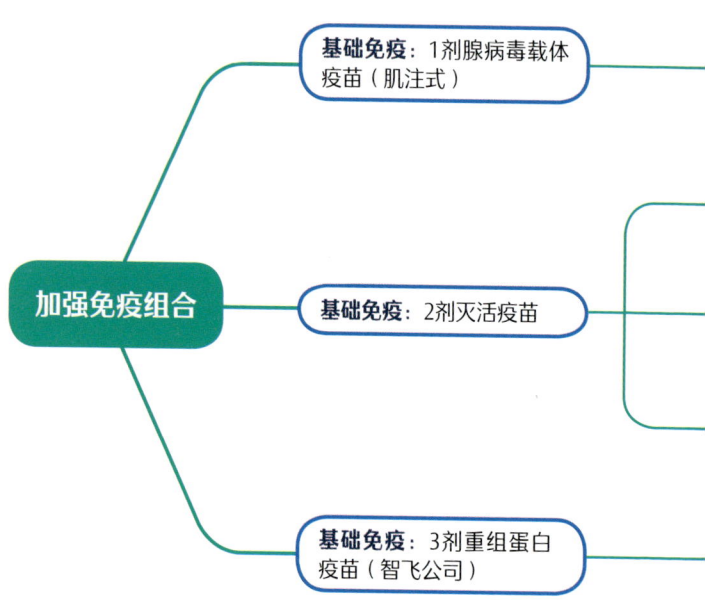

现阶段只针对≥18岁人群开展加强免疫。

◆ **第1次加强免疫**在完成基础免疫6个月后接种（对于使用灭活疫苗或腺病毒载体疫苗实施基础免疫的≥60岁人群，第1次加强免疫可在完成基础免疫3个月后接种）。

新冠病毒个人防护与健康手册

• 疫苗接种篇 •

- **第1次加强免疫**：1剂腺病毒载体疫苗（肌注式或吸入式）
- **第2次加强免疫**：1剂腺病毒载体疫苗（肌注式或吸入式）

- **第1次加强免疫**：1剂灭活疫苗
- **第2次加强免疫**：推荐使用1剂重组蛋白疫苗或1剂腺病毒载体疫苗（肌注式或吸入式）

- **第1次加强免疫**：1剂重组蛋白疫苗
- **第2次加强免疫**：推荐继续使用1剂重组蛋白疫苗

- **第1次加强免疫**：1剂腺病毒载体疫苗（肌注式或吸入式）
- **第2次加强免疫**：推荐继续使用1剂腺病毒载体疫苗（肌注式或吸入式）

- **第1次加强免疫**：1剂重组蛋白疫苗（智飞公司）

◆ **第2次加强免疫**在完成第1次加强免疫6个月后接种。

新冠病毒
个人防护与健康手册

● 疫苗接种篇 ●

接种新冠疫苗有何禁忌？慢性病患者可以接种吗？

通常的疫苗接种禁忌人群包括：

1. 对疫苗的活性成分、任何一种非活性成分、生产工艺中使用的物质过敏者，或以前接种同类疫苗时出现过敏者；

2. 既往发生过疫苗严重过敏反应者（如急性过敏反应、血管神经性水肿、呼吸困难等）；

3. 患有未控制的癫痫和其他严重神经系统疾病（如横贯性脊髓炎、格林-巴利综合征、脱髓鞘疾病等）者；

4. 正在发热者，或患急性疾病者，或正处于慢性疾病的急性发作期者，或未控制的严重慢性病患者；

5. 妊娠期妇女。

建议所有无上述情况的人群尽早接种。

控制稳定的慢性病患者是可以接种新冠疫苗的。

新冠病毒
个人防护与健康手册

• 疫苗接种篇 •

老年人接种的风险比年轻人大？

◆ **错误认识：**

"有一些老年人有基础疾病或者身体状况不好，所以接种疫苗的风险会更大"，这是一种错误认识。

研究数据表明：

◆ 老年人接种疫苗之后，发生不良反应的情况及程度甚至比年轻人还少、还低。

◆ 这可能和老年人对不良反应的耐受度和身体机能的特点相关。

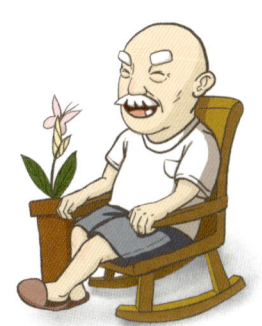

• 疫苗接种篇 •

接种疫苗前后
需要注意什么？

接种前：

◆ 了解自己是否处于慢性病稳定期。

◆ 处于慢性病稳定期的能够接种新冠疫苗，一般来说，不需要住院的基本是处于相对稳定期，可以接种新冠疫苗。拿不准的要提前咨询自己的主治医生或接种医生。

◆ 提早做好预约，尽量避免现场长时间等待。

◆ 穿宽松的衣服，便于接种。

新冠病毒个人防护与健康手册

• 疫苗接种篇 •

接种时：

◆ 携带相关证件，做好个人防护。

◆ 配合现场预防接种工作人员询问，如实提供本人健康状况和接种禁忌等信息。

◆ 必要时，老年人要有亲属陪伴，避免摔倒等意外发生。

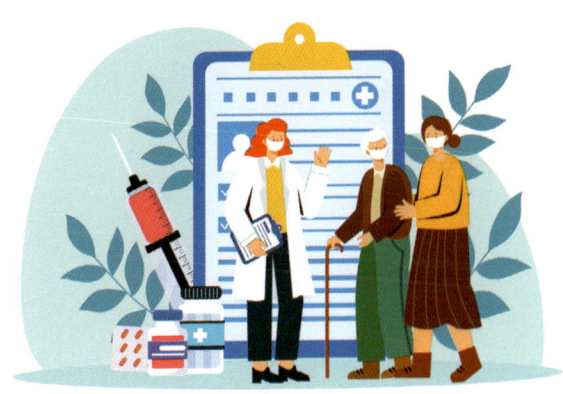

新冠病毒个人防护与健康手册

• 疫苗接种篇 •

接种后：

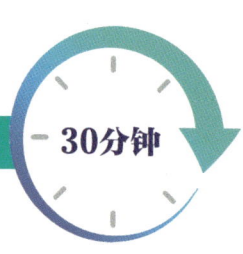

- 需在现场留观**30分钟**。

- 保持生活处于平稳状态。

- 个别受种者会出现发热、乏力、头疼、全身酸疼等一般反应，通常不需要特殊处置。

- 如果不良反应较严重、持续时间较长，应尽快联系接种单位或医生，需要时及时就医。

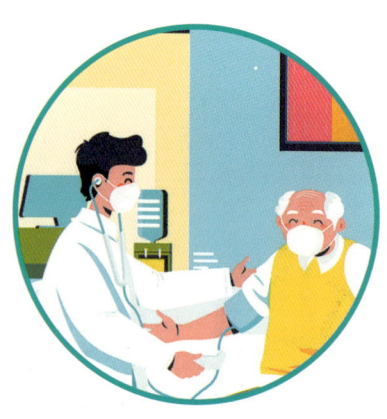

新冠病毒
个人防护与健康
手册

抗原自测篇

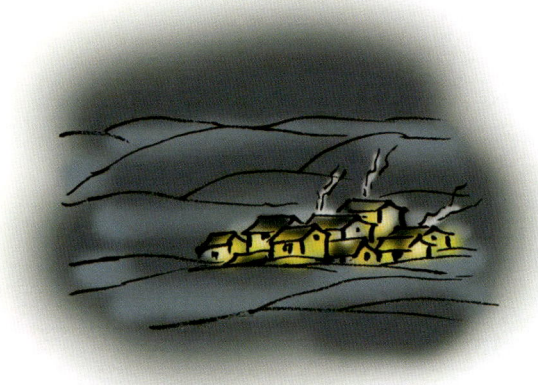

太阳下山了
夜里也有灯打开
你看这世界并不坏

新冠病毒个人防护与健康手册

• 抗原自测篇 •

抗原检测的适用人群

① **医疗机构**对有发热、呼吸道感染等症状的就诊患者,重症高风险住院患者,有症状的医务人员开展抗原或核酸检测。

② **养老机构、社会福利机构等脆弱人群集中场所的被照护人员**每周开展2次抗原或核酸检测;如工作人员或被照护人员出现发热、呼吸道感染等症状时,应及时进行1次抗原或核酸检测;外来人员进入该类场所,查验48小时内核酸检测阴性证明,并现场开展抗原检测。

③ **65岁及以上老年人、长期血液透析患者、严重糖尿病患者等重症高风险的社区居民、3岁及以下婴幼儿等人群**,出现发热、呼吸道感染等症状后需开展抗原检测,或前往社区设置的便民核酸检测点进行核酸检测。如同住人员出现感染者,其他人员可连续3天每日开展抗原检测。

④ **大型企业、工地等人员聚集的重点机构,重点党政机关和重点行业,商场超市等重点场所的工作人员**,如出现发热、呼吸道感染等症状,可开展抗原或核酸检测。

⑤ **普通市民**出现发热、呼吸道感染等症状后,可根据需要自行进行抗原检测。

抗原自测准吗?

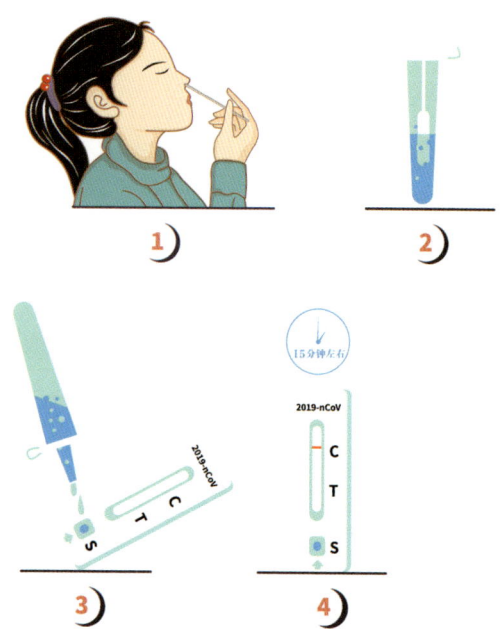

◆ **抗原检测出结果速度快，一般在15分钟左右。**

但敏感度较低，在病程早期或者晚期，病人体内的病毒载量比较低的时候，容易漏检，也就是弱阳性的感染者容易出现"假阴性"。因此，当抗原检测的结果与核酸检测相反时，以后者为准。

新冠病毒个人防护与健康手册

• 抗原自测篇 •

哪里购买抗原检测试剂？

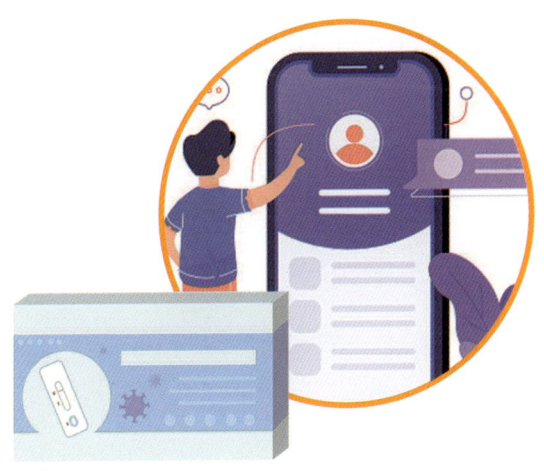

- **线下药店以及各大电商平台。**
- 居家老年人和养老机构老年人均可自主购买抗原检测试剂。

挑选时注意事项有哪些？

① 确认试剂盒在有效期内；

② 新冠抗原自测试剂盒主要采用胶体金法和乳胶法，采样方式包括鼻拭子、咽拭子和鼻咽拭子等，一般建议普通人自采首选更容易操作、耐受性较好的鼻拭子。

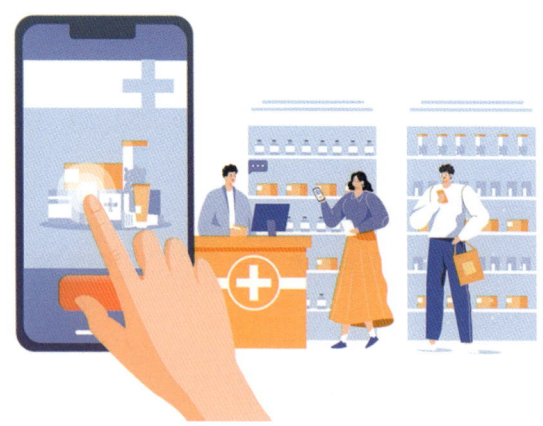

新冠病毒个人防护与健康手册

· 抗原自测篇 ·

鼻拭子怎样采集？

1. 先洗手或用75%的酒精等快速给手消毒。

2. 从试剂盒中取出内容物，包含说明书、检测卡、拭子、样本提取液、样本提取管。使用前要阅读说明书，不同品牌操作可能有细微区别。

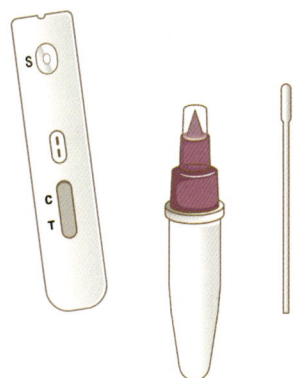

3. 把样本提取液打开后全部倒入样本提取管内。

4. 打开检测卡包装，取出检测卡。检测结果出来前，最好不要再触碰检测卡，以免污染检测卡，影响检测结果。

5. 如果鼻腔内分泌物较多，在测试前可以擤出。

新冠病毒个人防护与健康手册

• 抗原自测篇 •

6 取出拭子,注意不要触碰到拭子头。

7 头部向后抬高,将拭子贴着鼻内壁慢慢推进1~1.5厘米,一直推到看不见拭子头为止,贴着鼻黏膜轻轻转动4圈,停留足15秒,这主要是为了在采样时增加接触面积和采样的量。然后用同一拭子在另一鼻孔采样,也是转动4圈,停留足15秒。

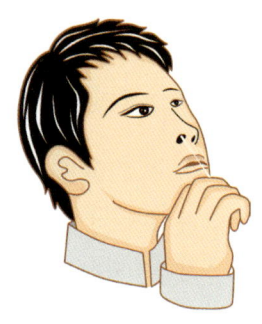

8 将拭子放入样本提取管内,拭子头浸入提取液内,边挤压边转动拭子15秒。

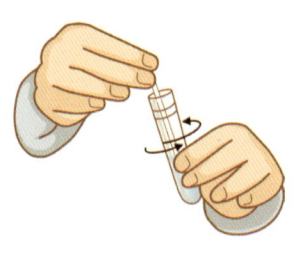
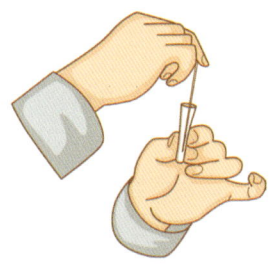

新冠病毒个人防护与健康手册

• 抗原自测篇 •

❾ 将拭子放入原来的包装袋中,不再使用,避免污染周围环境。

❿ 将样本提取管的盖子盖紧。将提取管翻转过来,从盖口处滴3~4滴提取液到检测卡上(不同品牌有差异)。

⓫ 等待10~15分钟后即可判断结果(不同品牌有差异),其间不要触碰检测卡。

⓬ C和T处均显示红色条带(即"两道杠")则为阳性;
只有C处显示红色条带则为阴性(即"一道杠");C处若不显示红色条带,则提示检测无效,需重新检测。

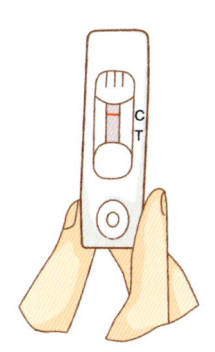

新冠病毒
个人防护与健康手册

· 抗原自测篇 ·

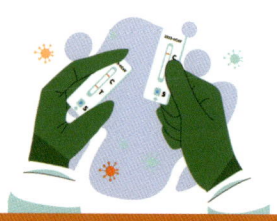

特别提醒

① 将拭子放入鼻腔时最好在面前放一面镜子,看清楚操作进度,以便让拭子伸到鼻腔正确位置。

② 要严格按照说明书的指示操作,特别是将提取液滴到检测卡上时,滴数不够或滴数多了都可能造成"假阴性"。

③ 有过敏性鼻炎的人首次自助取样时不适感可能较重,但通常适应几次后就可提高耐受性。

④ 14岁以下儿童应由家长帮忙采样,采样前要对孩子进行充分的告知和安抚,在温馨的环境下进行。成人最好自己采样,这样更容易把握力度,可减少不适。

⑤ 检测时间超过规定时间(不同品牌有差异,一般为20~30分钟),则检测结果无效。因此检测结果出现后应尽快拍照保存,以便提供给医生或有关部门作为参考。

新冠病毒
个人防护与健康手册

● 抗原自测篇 ●

自测阳性怎么办？

- 检测结果可通过各地健康小程序的"抗原检测上报"进行上传,特别注意要根据要求扫描检测卡上的二维码。

- **抗原检测阳性。**没有症状或症状轻微的首先尽量不用药,多喝水,进行自我健康监测;必要或症状加重时再选用适当的自我药物治疗;症状较重的,由辖区基层医疗卫生机构及时协助,或自行主动前往医疗卫生机构发热门诊(诊室)就诊。

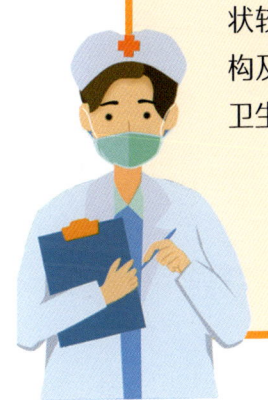
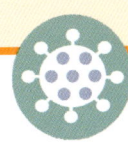

抗原自测篇

检测后废弃物如何处置？

◆ 抗原自测后，将使用过的试剂盒放入试剂自带的密封袋进行密封，使用酒精等消毒剂喷洒消毒，按垃圾分类规定投入社区垃圾回收站的垃圾桶即可。

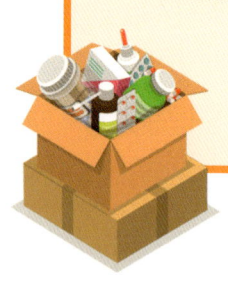
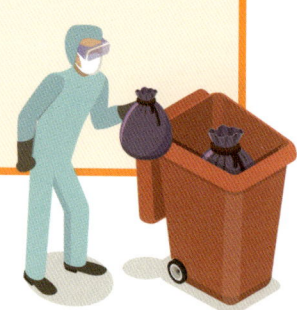

新冠病毒
个人防护与健康
手册

核酸检测篇

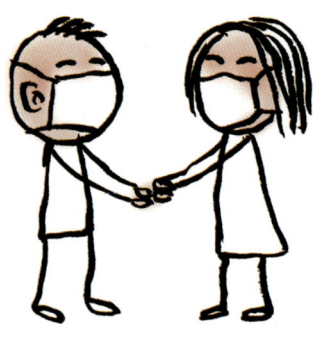

愿所有的后会有期
都是久违的别来无恙

• 核酸检测篇 •

哪些人需要做核酸检测？

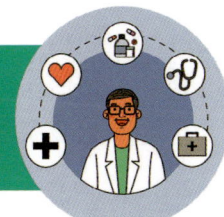

按照新型冠状病毒感染"乙类乙管"检测方案，检测对象分为五类：

① 有症状的医务人员和医疗机构收治的有发热、呼吸道感染等症状的就诊患者及重症高风险住院患者。

② 养老机构、社会福利机构等脆弱人群集中场所的工作人员、被照护人员和进入上述场所的外来人员。

③ 社区65岁及以上老年人、慢性基础疾病患者、孕妇、3岁及以下婴幼儿和伤残人士等人群出现发热、呼吸道感染等症状时。

④ 重点机构、重点行业和重点场所的工作人员出现发热、呼吸道感染等症状时。

⑤ 有检测需求的普通社区居民。

哪些社区居民需要核酸检测？

1. 社区居民根据需要"愿检尽检"，不再开展全员核酸筛查。

2. 65岁及以上老年人、长期血液透析患者、严重糖尿病患者等重症高风险的社区居民、3岁及以下婴幼儿等人群，出现发热、呼吸道感染等症状后需开展抗原检测，或前往社区设置的便民核酸检测点进行核酸检测。如同住人员出现感染者，其他人员可连续3天每日开展抗原检测。

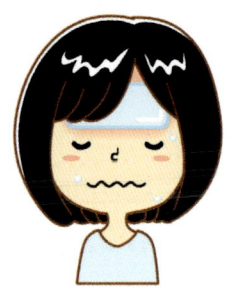

3. 其他居民出现发热、呼吸道感染等症状后，可根据需要自行进行抗原检测，或前往社区设置的便民核酸检测点进行核酸检测。

新冠病毒个人防护与健康手册

● 核酸检测篇 ●

在医疗机构的哪些人员需要检测?

① 对医疗机构收治的有发热、呼吸道感染等症状的就诊患者,开展抗原或核酸检测,根据检测结果和病情进行相应治疗。

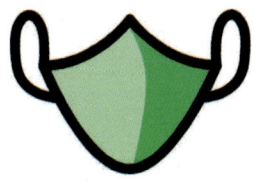

② 对重症高风险住院患者、有症状的医务人员,开展抗原或核酸检测,发现和管理感染者,强化感染者的个人防护措施,降低疫情在医疗机构内传播风险,保护住院患者和医疗机构工作人员。

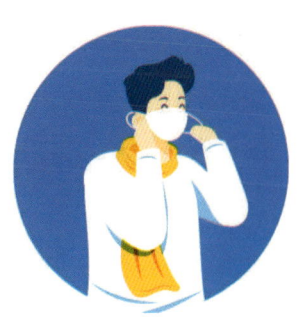

新冠病毒
个人防护与健康手册

● 核酸检测篇 ●

脆弱人群集中场所在什么情况下需要检测？

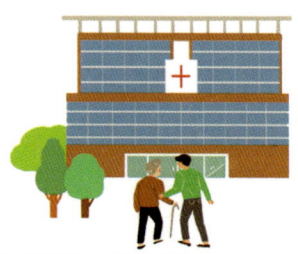

养老机构、社会福利机构等脆弱人群集中场所，在四种情况下需要检测：

① 疫情流行期间，场所内工作人员每周开展2次全员核酸检测，被照护人员每周开展2次抗原或核酸检测。

② 出现发热、呼吸道感染等症状者，应及时进行1次抗原或核酸检测。

③ 如场所内出现1例感染者，应及时开展全员核酸检测，后续根据检测结果和风险评估情况，确定检测频次。

④ 外来人员进入该类场所，查验48小时内核酸检测阴性证明，并现场开展抗原检测。

哪些其他重点机构、重点行业和重点场所需要检测？

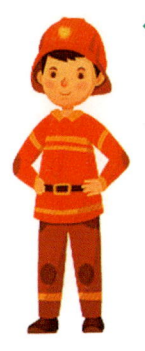

- 大型企业、工地等人员聚集的重点机构，重点党政机关和重点行业，商场超市等重点场所的工作人员，加强健康监测。如出现发热、呼吸道感染等症状，可开展抗原或核酸检测。如检测结果阳性，做好自我健康管理，根据病情情况，及时就诊。

- **根据疫情监测与处置需要，相关机构会对少部分学校师生员工、重点机构、重点行业和重点场所工作人员、入境人员开展定期核酸抽检。对发现聚集性疫情的重点机构和场所，在必要时开展临时性的全员核酸检测。**

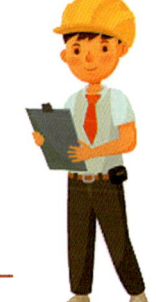

核酸检测篇

提供哪些检测服务保障？

为科学合理做好新冠病毒检测工作，"乙类乙管"检测方案明确：

1. 社区居民根据需要"愿检尽检"，不再开展全员核酸筛查。

2. 对不同群体分类采取抗原和核酸检测策略，及时发现重症高风险人群中的感染者。

3. 疫情流行期间，核酸检测应以"单采单检"为主。

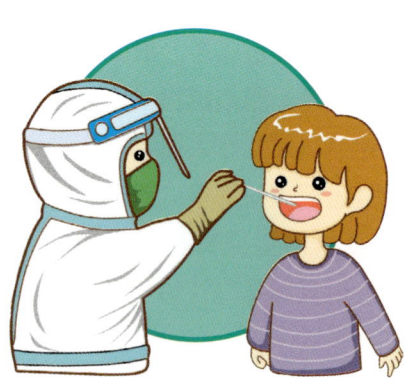

新冠病毒
个人防护与健康手册

• 核酸检测篇 •

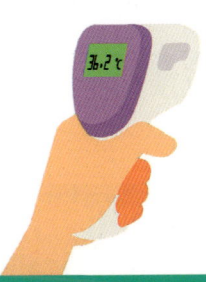

为此,提供以下检测服务保障:

① 根据检测需求量,在社区设置足够的便民核酸检测点,满足社区居民"愿检尽检"的需求。

② 做好零售药店、药品网络销售电商等抗原检测试剂供应,满足公众自行检测需求。

③ 养老机构、社会福利机构等脆弱人群集中场所,具备条件的,经卫生和疾控部门培训指导后,自行开展核酸检测采样和抗原检测;不具备条件的,由核酸采样机构派员上门规范开展核酸检测采样,减少人员外出核酸检测感染风险。

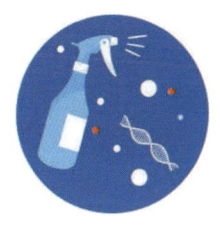

新冠病毒 个人防护与健康手册

● 核酸检测篇 ●

检测结果阳性怎么办？

接报核酸阳性结果后，或者发现健康码显示核酸检测结果阳性后：

① 暂时在单独的房间就地隔离，佩戴好医用外科口罩（条件允许的话佩戴N95口罩），保持至少1米社交距离，避免和其他人近距离接触。如在外，可自行返回家中居家自我照护，避免乘坐公共交通工具。

② 居家自我照护期间，按照相关指引做好个人防护、健康监测、清洁消毒。

③ 与社区工作人员保持日常沟通，如出现不适症状，及时报告社区，在社区的分级诊疗指导下服药治疗，必要时前往医疗机构就诊。

④ 在居家自我照护期间，如症状已消失或明显好转，且间隔至少24小时的连续2次核酸检测Ct值≥35，或间隔至少24小时2次抗原结果阴性，可结束自我照护，恢复正常工作生活。

新冠病毒个人防护与健康手册

发热应对篇

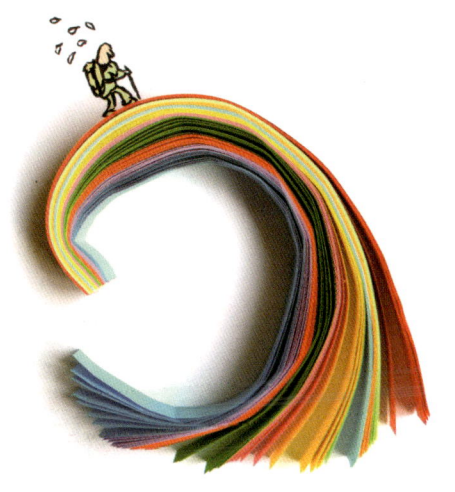

愿你走过的所有弯路
最后都成为美丽彩虹

• 发热应对篇 •

孩子为什么会发烧？

儿童急性发热病因可分为**感染性**和**非感染性**两大类。

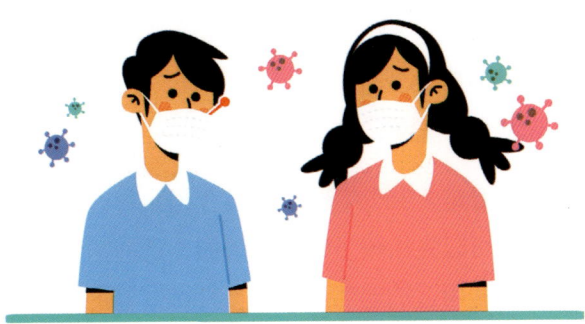

- **感染性**：是比较常见的病因，比如病毒感染、细菌感染、特殊病原体感染（如支原体、衣原体、结核杆菌等）。

- **非感染性**：病因主要包括风湿免疫性疾病、血液系统疾病、肿瘤、脱水热、药物热、热射病等。

发热应对篇

孩子一发烧,就要去医院?

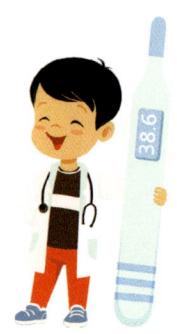

- **腋下温度≥37.3℃时**,即为发热。如果孩子精神、反应、食欲都还好,能自己玩耍,体温也未超过38.5℃,可以先居家观察,多喝水、予以适当的物理降温,如洗澡、换衣服等。

- **腋下温度≥38.5℃时**,家长在结合物理降温的同时,可以先给孩子吃点退烧药(选择医生曾经给孩子使用过的退热药物),并做好监测,不要因为体温下降不理想或未达到正常体温,而短时间内(未够4个小时)重复使用相同的退烧药。并注意记录下孩子吃退烧药的时间及剂量,退热药物的使用间隔4~6小时以上较为合适。

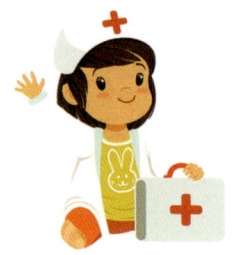
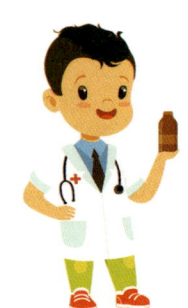

新冠病毒
个人防护与健康手册

● 发热应对篇 ●

居家监测要点

① **勤测体温。**最好每隔1~2小时就给孩子测量一次体温，以便及时了解孩子的体温及精神、反应等的变化情况。

② **多摸手脚。**
手脚冰冷，说明孩子的体温可能会继续上升。可以给孩子适当盖一床被子，但注意不要捂得太多，也不要这个时候帮孩子脱衣服擦洗，切记不能使用酒精擦浴，否则容易因散热过多而出现寒战等情况。
手脚暖和，脸色红润，可见出汗，说明体温已上到顶峰。需要给孩子尽快散热，可以把被子敞开，用温水擦拭汗液，并注意多让孩子喝水。

③ **补充液体。**发热患儿要特别注意补充液体和营养，如果孩子胃口不是很好，可以在饮食上选择一些易消化且营养丰富的食物，如牛奶、肉汤、肉粥等，并注意督促孩子多喝水。

> 同时，注意网上说的"补充维生素C"，并非每个孩子都能使用"维生素C"，例如俗称蚕豆病（G6PD缺乏症）的葡萄糖-6-磷酸盐脱氢酶缺乏症，就不能随意使用维生素C类药物。

发热应对篇

吃了退烧药，还是不退烧，怎么办？

退热效果，与孩子所处的发热期有关。有可能孩子还处于体温上升期或持续期；也可能与摄入水分有关，孩子发热需要消耗大量水分，水分补充不足，也会影响退热效果。

发热的三个时期

❶ 体温上升期：产热>散热
孩子的表现可能为：手脚冰凉，寒战发抖，需要保暖。

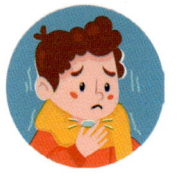

❷ 体温持续期：产热=散热
孩子的表现可能为：全身发热，手脚暖，口渴欲饮，这时可以协助散热，减少衣物。

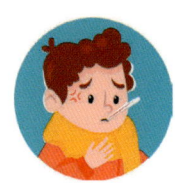

❸ 体温下降期：产热<散热
孩子的表现可能为：出汗，精神舒适度提升，这时需要及时擦干汗液，切记不要让孩子对着冷风口吹。

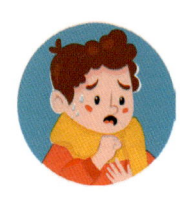

**新冠病毒
个人防护与健康手册**

• 发热应对篇 •

出现这些情况要及时就诊

> 如果孩子持续高烧不退,或是反复高烧的时间较长,或是出现精神反应欠佳、疲倦、呼吸急促、呕吐、烦躁不安、意识障碍或丧失,或呼之不应等情况,则应立即就医。

◆ **注意:** 小月龄的婴儿发烧,尤其是3个月内的小宝宝,由于免疫系统发育尚不完善,一旦出现发热等不适,应立即就医,家长切勿自行居家诊断用药,新生儿(28天内)更应该注意。

◆ **就诊注意事项:**
提前预约、准时就诊、做好个人防护、不在医院逗留太久。

·发热应对篇·

老人发热怎么办？

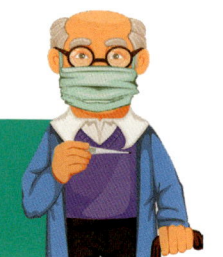

老人发热通常是由感染性疾病引起的，而老年人感染容易发展为重症，应引起重视。主要处理措施如下：

① **补充水分**：发热会导致体液流失，应给老年人多喝水。另外在退热治疗时，出汗会导致钠盐的流失，可能会使老年人血容量下降和电解质紊乱，可口服淡盐水补充钠盐。

② **应用退热药物**：如果老人发热体温低于38.5℃，可以采取物理退烧的方法对症治疗，比如使用退热贴，或用热毛巾反复擦拭额头、颈部、手心、脚心，擦拭后注意保暖，避免受凉加重发烧。如果体温已经超过38.5℃，可使用对乙酰氨基酚、布洛芬等药物。

③ **医院就诊**：若经过初步处理，发热仍持续存在或间断发生，应及时到医院做相关检查，由医生判断引起发热的疾病及严重性，从而采取针对性治疗。如家中备有指夹式血氧仪，发热期间可定期监测，如血氧饱和度在90%以下且神志反应等精神状况异常的，及时求医处理。

慢性病人发热怎么办?

长期存在慢性病的病人,很容易出现抵抗力偏低的情况,也就容易因呼吸道感染而发热。

- **如果只是低热**,体温在37.5℃左右或以下,也没有其他症状,可以先自己处理。

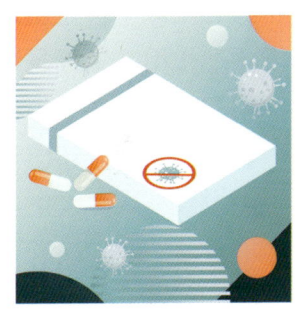

- **如果超过38℃**,建议到医院就诊,进行血常规等检查,明确具体的细菌或者病毒感染类型,进而有针对性地治疗。

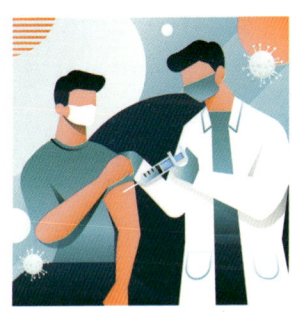

孕妇发热怎么办?

- 妊娠发热,是指处于妊娠期的孕妇,体温上升至37.5℃以上,是肌体在致热源作用下,或各种原因引起的体温调节中枢功能紊乱,使体温超出正常范围。

- 妊娠发热存在引发胎儿畸形的危险性,也有诱发孕妇心力衰竭的可能性,应及时进行降温处理,不可掉以轻心。

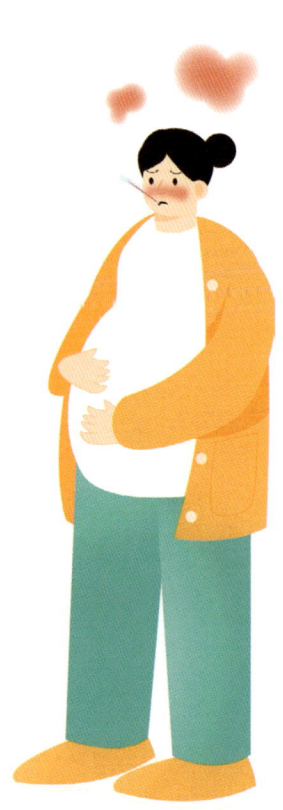

发热应对篇

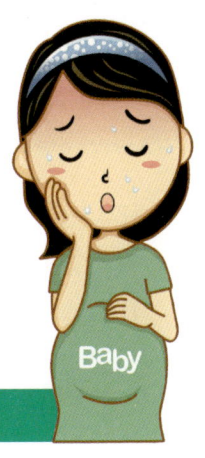

就医

◆ 孕妇发烧到一定程度会对胎儿造成不良影响,故应及时解热降温,当物理疗法降温效果不理想时,应及时就医,在医师指导下进行药物治疗,以免病情加重。

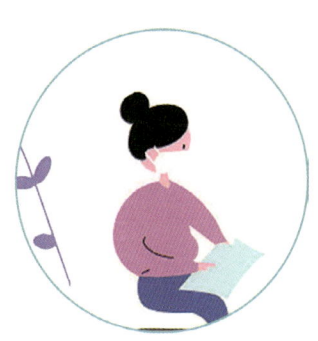

新冠病毒个人防护与健康手册

• 发热应对篇 •

急诊（120）指征

◆ 在孕妇发烧并伴有抽搐、意识不清，或躁狂、误服药物等紧急情况下，应立即急诊就医或拨打120。

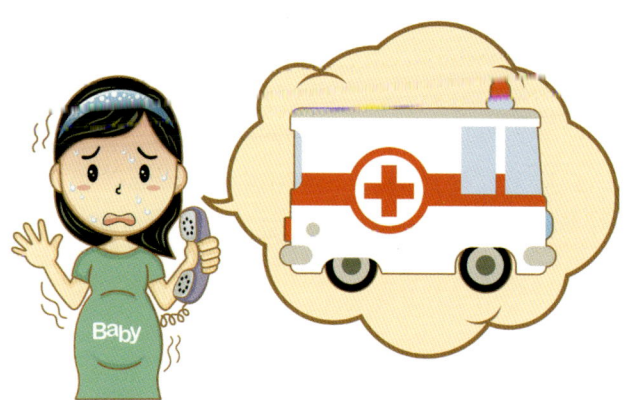

新冠病毒个人防护与健康手册

居家用药篇

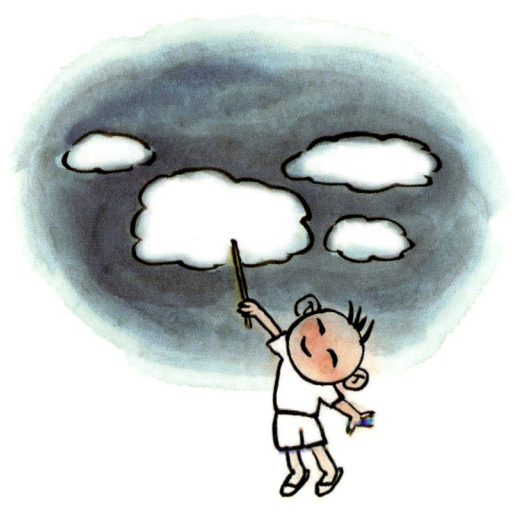

今日无论多糟糕
明日天空上还会有
新的棉花糖

居家用药篇

居家有必要囤药吗？

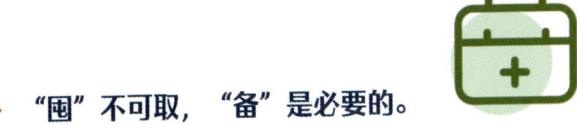

◆ **"囤"不可取，"备"是必要的。**

家里可适当储备一些解热镇痛的常用药物，但没有必要抢购、囤积。

◆ **当前，奥密克戎毒株致病力在减弱。**

万一感染了奥密克戎变异株，一部分人会出现发热、咳嗽、咽喉痛等症状，使用一些对症药物就可以有效缓解。

◆ **针对重症高风险人群，如果使用已获批的小分子新冠病毒肺炎治疗药物，要遵照医生指导。**

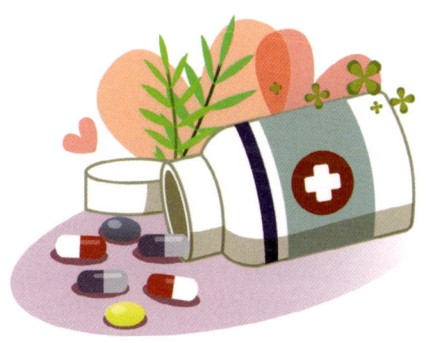

新冠病毒
个人防护与健康手册

· 居家用药篇 ·

应对各种轻微呼吸道症状的对症支持药物有哪些？

退热镇痛
布洛芬、对乙酰氨基酚

可用于普通发热和缓解关节痛、头痛、偏头痛、牙痛等。

如发热超过三天，其他症状加重，应前往医院就诊。

咳嗽
复方鲜竹沥液、宣肺败毒颗粒、急支糖浆等。

痰多
复方甘草片、乙酰半胱氨酸颗粒等。

咽痛咽干
华素片、西瓜霜含片等。

鼻塞流涕
马来酸氯苯那敏（扑尔敏）、氯雷他定、西替利嗪、布地奈德鼻喷雾剂等。

普通感冒用药

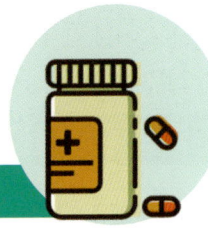

- 常见非处方感冒药多为复方制剂，一般核心成分是解热镇痛的布洛芬和对乙酰氨基酚，同时有针对鼻塞流涕的减充血剂（伪麻黄碱等）和抗过敏的抗组胺药物，以及镇咳（右美沙芬等）、祛痰等成分。

- **注意**：
  避免同时服用多种感冒药，以免药物成分过量。

着凉引起的普通感冒

- 可选用日夜百服咛、对乙酰氨基酚缓释片（泰诺林等）。

阴暑（热伤风）	藿香正气口服液。
阳暑	人丹。

新冠病毒
个人防护与健康手册

● 居家用药篇 ●

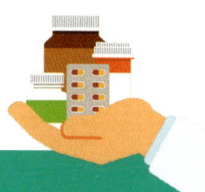

胃肠不适用药

◆ **本身胃不好的（有胃溃疡或者胃炎的）人**
  奥美拉唑、铝碳酸镁片（达喜）等。

◆ **肠道调节，针对短期内腹泻**
  口服酪酸梭菌活菌片（米雅）等。

腹泻用药

◆ **饮食不注意、精神紧张导致持续腹泻**
  蒙脱石散、口服补液盐。

过敏用药

◆ **过敏性鼻炎** 丙酸氟替卡松鼻喷雾剂（辅舒良）。

◆ **过敏性哮喘** 首选如硫酸沙丁胺醇吸入气雾剂（万托林）的短效 $β_2$ 受体激动剂，使用后20分钟不见缓解可以再次口喷硫酸沙丁胺醇。

常见中成药应对不同类型感冒

风寒型

- **主要症状**：鼻塞声重，喷嚏流清涕，咽痒咳嗽，咳白色痰，无汗，头身疼痛，乏力、口不渴，严重的怕冷发热。

- **对应用药**：荆防败毒丸、麻桂感冒丸、感冒软胶囊、桂枝合剂、正柴胡饮颗粒、感冒清热颗粒。

风热型

- **主要症状**：发热，微恶风寒，头痛，少汗或汗出不畅，鼻塞流浊涕，咳嗽，痰黄黏稠，口渴，咽喉红肿疼痛。

- **对应用药**：银翘解毒丸（胶囊、口服液、片）、连花清瘟胶囊、清开灵胶囊（口服液）、维C银翘片、羚翘解毒口服液、芎菊上清丸、牛黄清感胶囊。

居家用药篇

外寒内热型

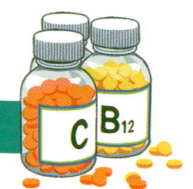

- **主要症状**：恶寒，发热，鼻塞声重，咽痛，咳嗽气急，痰黄黏稠，口渴，小便深黄色，大便干。
- **对应用药**：防风通圣丸。

寒湿型

- **主要症状**：恶寒，发热，身体困重疼痛，恶心呕吐或腹痛腹泻。
- **对应用药**：藿香正气丸（胶囊、口服液）。

> 流行性感冒轻症，可根据上述辨症要点选方服用。
>
> 如果效果不佳或病情较重，应去医院就诊，以免贻误病情。

• 居家用药篇 •

重点人群用药需注意什么?

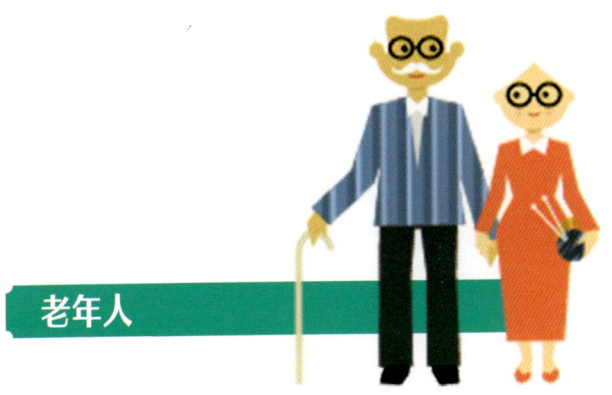

老年人

◆ 老年人**基础病要控制好**,家里储备一个月左右基础病治疗药物。

◆ 老年人肝肾功能很多会下降,**不要乱吃所谓的预防性药物**。

◆ 滥用中药也会引起中毒,**中成药和西药不能随意组合**。

新冠病毒
个人防护与健康手册

●居家用药篇●

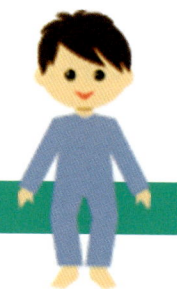

儿童

◆ **选用对症药物。**

如儿童退烧药、儿童止咳药、儿童化痰药,是在去医院就诊前的间歇缓解症状时使用。

◆ **不建议使用抗病毒药物。**

很多药对婴幼儿来说,安全性还未得到验证。幼儿患病应尽早就诊,在医生的指导下治疗。

孕妇

◆ 为了胎儿的健康发育,孕期<u>出现感冒发烧症状应及时就医</u>。

◆ 妊娠期和哺乳期妇女用药<u>需要咨询专业医生意见</u>。

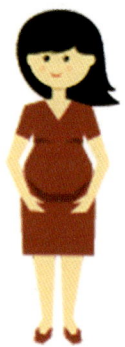

居家用药篇

买药前后应注意什么？

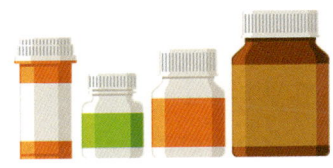

- 要通过正规药店购买药品，并保留销售凭证。

- 要按照医嘱、处方或者说明书对症服用，不建议相信网传的"吃药顺序图、囤药清单"等，也不要自行混搭吃药。

  同时，不要在无处方或无药学服务的情况下购买处方药。即使是常见小病，或长期使用的药品，往往也需要根据病情由医生决定是否维持或调整原用药。

- 按说明书标明的贮藏条件保存药品，并按医嘱或用法用量服用药品。

  特别注意说明书上的不良反应、禁忌、注意事项等内容。出现不良反应或者导致伤害性事故的，应及时去医院就诊。

- 如遇到非法售药网站，或发现销售假劣药品等违法违规情形，可拨打12315热线进行投诉举报。

居家用药篇

需要吃药预防呼吸道疾病吗?

普通人不建议长期预防性服药,以免产生耐药性及对肝脏造成损害。

建议从三方面做好疾病预防:

① 气温骤变时恰当添衣保暖,预防着凉感冒;

② 加强个人防护,改善居所环境阻断传播;

③ 规律作息、均衡饮食、适当运动,提高身体免疫力。

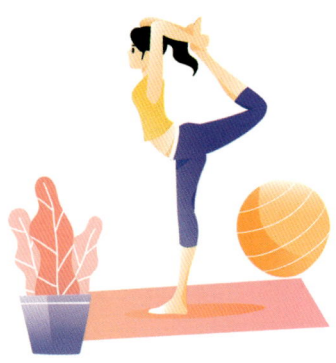

新冠病毒
个人防护与健康
手册

居家照护篇

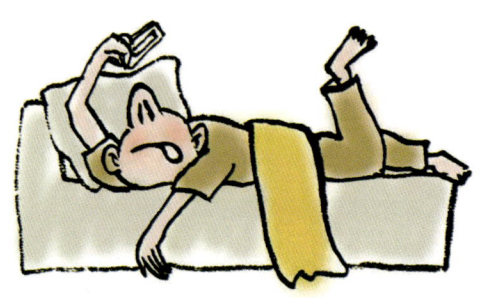

不要总是闷在房间里
偶尔也要去外面的
客厅、厨房、厕所走走

新冠病毒个人防护与健康手册

● 居家照护篇 ●

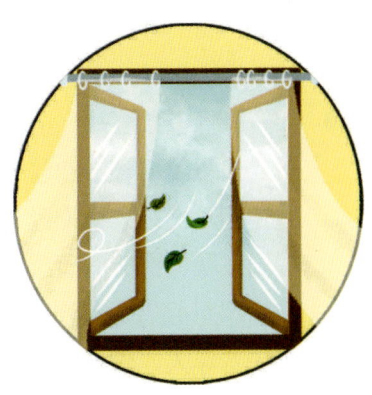

1. 要定时开窗通风。

2. 居家期间保持生活规律和充足睡眠,注意咳嗽礼仪。

3. 要做好居室日常卫生。做好居室清洁消毒,物品保持干净整洁,及时清理垃圾。

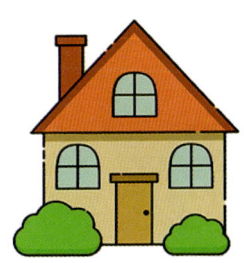

新冠病毒个人防护与健康手册

• 居家照护篇 •

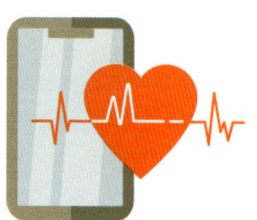

❹ 如有条件备温度计、指夹式血氧仪、必要的退热止痛等药物,感染者根据医嘱、相关指南合理使用对症治疗药物,做好自我健康监测,尤其是老年人、慢性基础疾病患者、孕妇、儿童和伤残人士等特殊人群要密切关注自身健康状况,必要时及时就诊。

❺ 居家期间做好自我健康监测,如果出现发热、干咳、乏力、咽痛等症状,及时进行抗原或核酸检测,并密切监测健康状况;若症状加重应及时去医疗机构就诊。

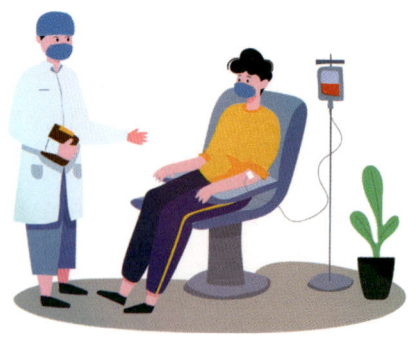

新冠病毒个人防护与健康手册

• 居家照护篇 •

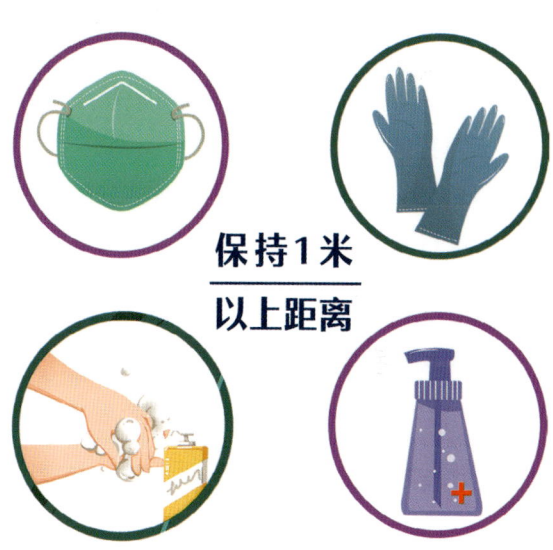

保持1米以上距离

⑥ 同住人员感染时,其他人员应做好个人防护,加强症状监测、抗原或核酸检测。

⑦ 感染者居家期间,尽可能待在通风较好、相对独立的房间,减少与同住人员近距离接触,感染者及同住人员都应佩戴好口罩,降低环境污染和相互感染风险,如条件允许使用单独的卫生间。避免与同住人员共用餐具、毛巾、床上用品等日常生活用品。

新冠病毒
个人防护与健康手册

• 居家照护篇 •

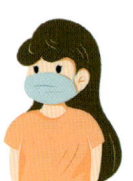

❽ 感染者非必要不外出，避免前往人群密集的公共场所，不参加聚集性活动。如需外出，应全程佩戴N95或KN95口罩。

❾ 陪护人员尽量固定，首选身体健康、完成全程疫苗接种及加强接种的人员。

❿ 做好居室台面、门把手、电灯开关等接触频繁部位，以及浴室、卫生间等共用区域的清洁和消毒。使用常规家用清洁、消毒产品并按说明使用，注意清洁剂和消毒剂的安全存放。

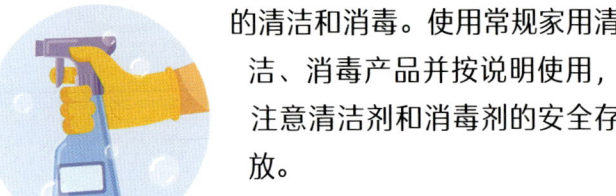

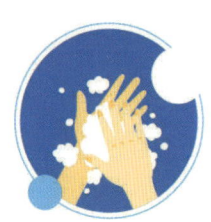

新冠病毒
个人防护与健康
手册

就医指引篇

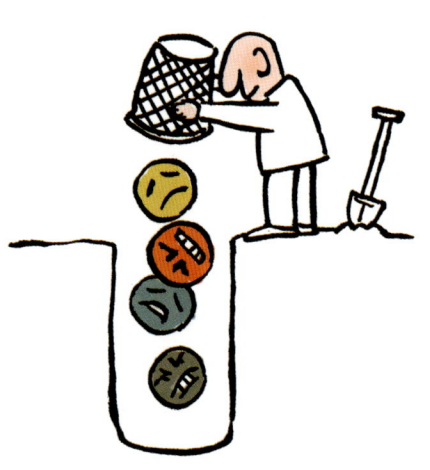

与其埋怨
不如埋了怨

新冠病毒 个人防护与健康手册

• 就医指引篇 •

- ◆ 如遇身体不适，可按指引判断是先居家观察还是就诊治疗；

- ◆ 如需就医，除直接去医院外还可考虑上互联网医院咨询；慢性病患者复诊续方足不出户就能送药到家。

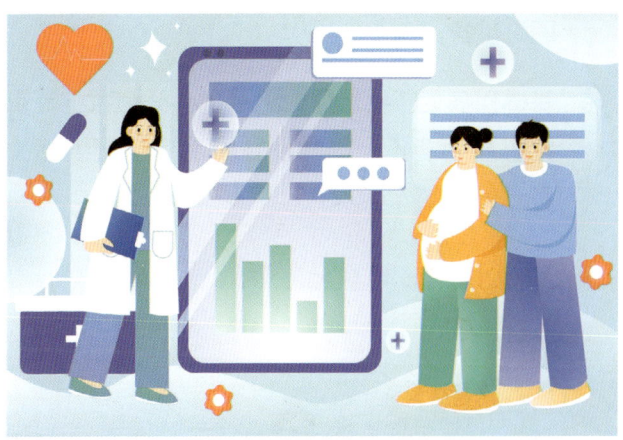

新冠病毒
个人防护与健康手册

- 就医指引篇 -

以下情况
可先居家观察治疗

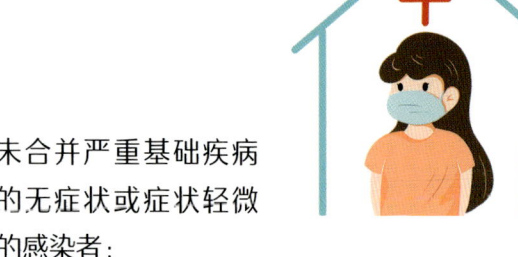

① 未合并严重基础疾病的无症状或症状轻微的感染者;

② 基础疾病处于稳定期,无严重心肝肺肾脑等重要脏器功能不全等需要住院治疗情况的感染者。

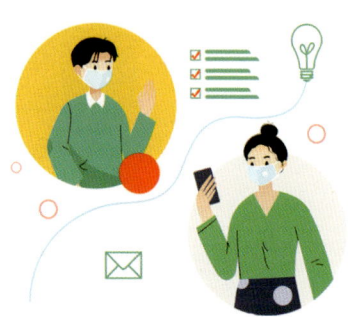

新冠病毒
个人防护与健康手册

• 就医指引篇 •

以下情况
需考虑就诊治疗

1. 呼吸困难或气促；

2. 经药物治疗后体温仍持续高于38.5℃，超过3天；

3. 原有基础疾病明显加重且不能控制；

4. 儿童出现嗜睡、持续拒食、喂养困难、持续腹泻或呕吐等情况；

5. 孕妇出现头痛、头晕、心慌、憋气等症状，或出现腹痛、阴道出血或流液、胎动异常等情况。

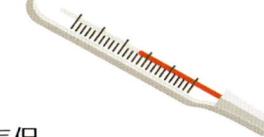

可通过自驾车、120救护车等方式，转至相关医院进行治疗，就医前留意各家医院相关指引。

就医指引篇

互联网医院问诊指引

◆ 全国大部分三甲医院均已开通互联网医院，**可通过微信公众号、小程序等查看进入相关互联网医院。**

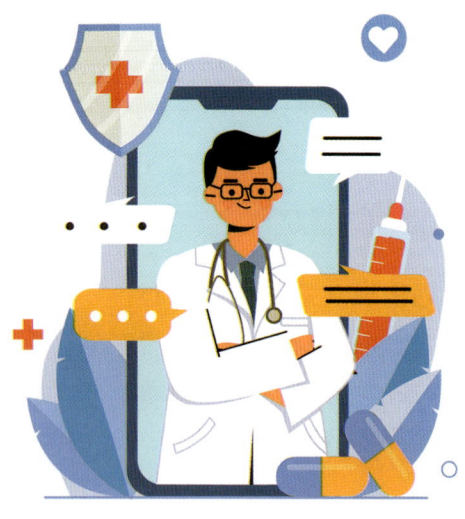

新冠病毒
个人防护与健康
手册

心理呵护篇

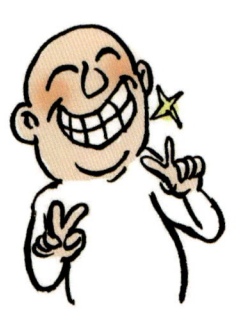

一定要保持笑容
不然这些年的牙都白刷了

• 心理呵护篇 •

老年人如何进行心理调适？

◆ **客观认识疾病。**

通过官方媒体了解准确信息，以免造成不必要的盲目乐观或恐慌心理。

◆ **疫情期间避免不必要的外出。**

与家人共同学习疾病防治知识，关注家人的身心健康。

◆ **制定健康生活时间表。**

保持规律作息，每天在家中做运动，也可与家人一起下棋、做游戏。

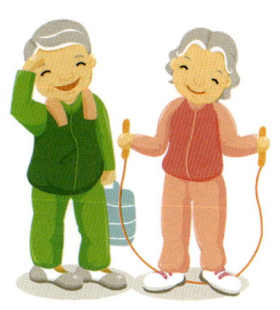

◆ **接纳排解负面情绪。**

通过向家人倾诉、放松训练等方式排解负面情绪。如果得不到改善，要及时通过心理援助热线等寻求专业帮助，必要时到医院就诊。

◆ **做好个人防护。**

若出现发烧等疑似症状，冷静对待，必要时到医院就诊。

心理呵护篇

家长如何引导儿童进行心理调适？

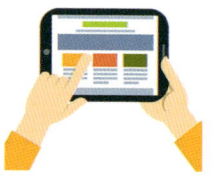

◆ **让孩子保持正常的生活作息。**

合理安排学习、娱乐和居家运动，不过度使用电子产品。

◆ **保护孩子免受过多负面信息干扰。**

根据儿童的认知特点和年龄段告知孩子必要信息，帮助孩子树立战胜疫情的信心。

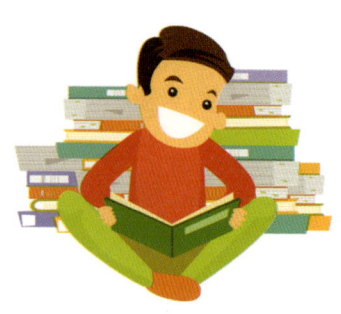

新冠病毒个人防护与健康手册

• 心理呵护篇 •

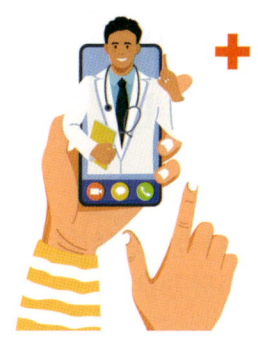

◆ **家长应保持情绪稳定,保障儿童内心安全感。**

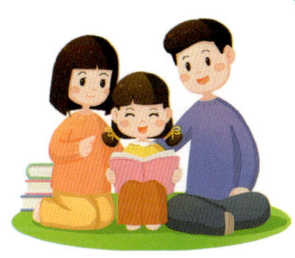

◆ **家长宜多陪伴儿童。**

多读书,讲故事,做亲子游戏。如孩子出现烦躁不安、焦虑恐惧等情绪,可以多抚摸、拥抱、陪伴入睡,通过增强亲子关系重建孩子的安全感。

◆ **对于孩子提出的各种问题,不回避、不批评、不忌讳。**

包括疫情、疾病、死亡等问题,家长要保持温和耐心的态度,根据儿童的年龄和理解力给予适宜的回答。

• 心理呵护篇 •

青少年如何进行心理调适？

◆ **保持情绪稳定。**

   避免长时间阅读或讨论负面信息，负面信息会让人处于消极情绪中。

◆ **保持健康生活作息。**

   早睡早起，半夜不要沉迷手机；保持健康饮食，探索适合自己的锻炼方式。

◆ **保持课内课外学习。**

   按照学校要求认真参加网络课程学习。

◆ **提高信息判断能力。**

   不要仅看信息表面，而要根据发布方的公信力、信息的逻辑做出判断，避免受谣言误导。

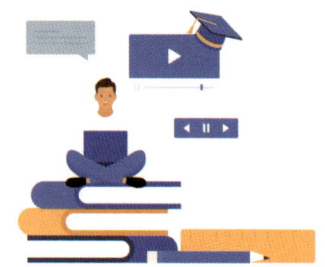

◆ **维护人际支持。**

   通过远程方式与不能见面的家人、朋友、同学保持积极联系。情绪发生波动时，可向亲友倾诉。

• 心理呵护篇 •

孕产妇如何进行心理调适？

◆ **合理安排生活。**

尽量不外出，保持规律的生活作息，学习孕产期相关知识，做适当的家务和运动，增加生活掌控感。

◆ **避免信息过载。**

查看权威资讯，避免过度恐慌和紧张。

◆ **正确看待情绪反应。**

孕产妇处于生理和心理的特殊时期，在疫情影响下更容易感到紧张、恐慌甚至焦虑，学会接纳自己的情绪，减少自责等负面想法。

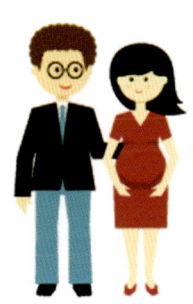

◆ **寻找情感支持。**

在情绪不好时，可以通过做自己喜欢的事、向亲友倾诉来转移注意力，也可以寻求心理咨询热线等专业帮助。

◆ **按照医生建议进行产检。**

去医院时不必过度紧张，做好自身和家属防护，遵守医院的防控要求。

• 心理呵护篇 •

工作人员如何
进行心理调适？

◆ **要学习疾病防控知识，做好个人防护，避免过度焦虑。**

◆ **积极适应新的工作模式。**

在**工作场所**，遵守单位的防控要求；

远程办公，尽快适应线上工作方式，加强沟通和磨合；

居家办公，建议通过有仪式感的方式划分工作与生活的边界，如准时起床、穿戴整齐，尽量找一个安静的地方作为工作区，以区分上下班等。

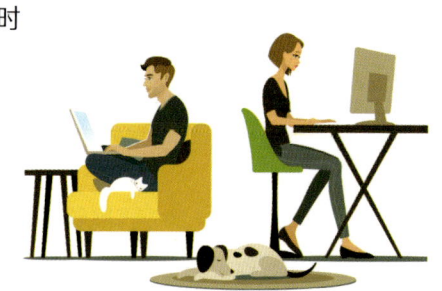

◆ **关注自己的身心状态。**

若出现过度疲劳和家里有确诊、疑似等须自我照护人员，一方面及时向领导同事求助，请求换岗或休息；另一方面可通过热线、在线咨询等方式寻求专业帮助。

新冠病毒个人防护与健康手册

校园健康篇

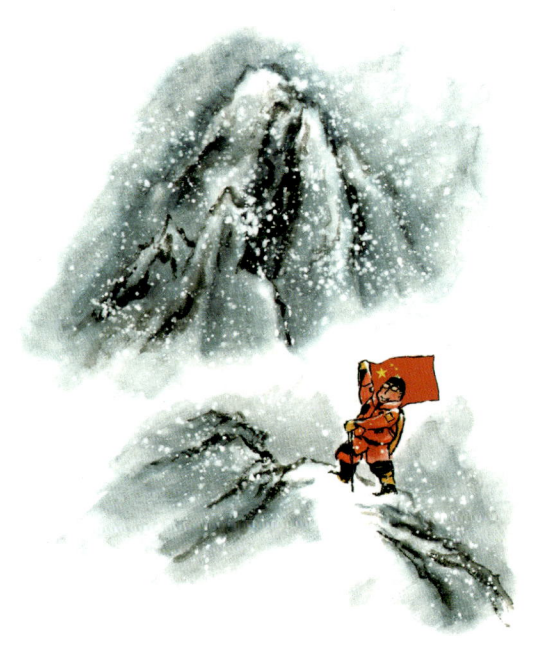

山再高,往上攀,总能登顶
路再长,走下去,定能到达

新冠病毒
个人防护与健康手册

• 校园健康篇 •

校门管理

◆ **坚持入校登记制度。**

◆ **学生进校门需检测体温。**
学校教职员工进校门需核验身份并扫码、检测体温；异常者不得入校。

◆ **加强入校人员白名单管理。**
外来人员需核验身份并扫码、测温，查验48小时核酸阴性证明并现场开展抗原检测。

◆ **校外无关人员一律不准进校。**

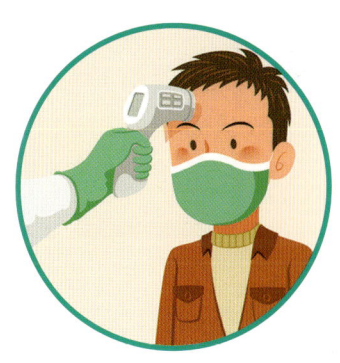

健康监测

- **倡导师生员工每日返校前进行健康自查。**

    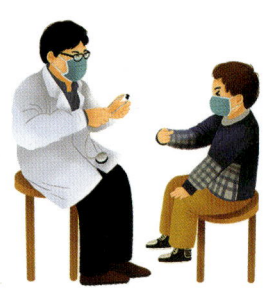

    倡导返校前进行新冠病毒抗原检测,如出现发热等症状或抗原检测为阳性的,不得返校或返岗。

- **落实晨午(晚)检。**

- **执行传染病疫情报告制度、因病缺勤缺课追踪登记制度。**

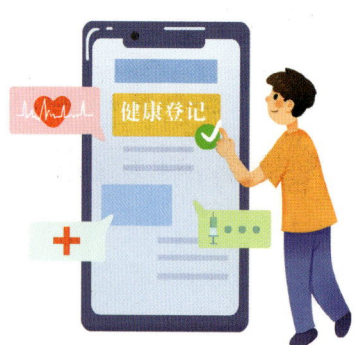

- **学校不再开展校内常规核酸抽测,师生可根据实际需要"愿检尽检"。**

校园健康篇

体育运动

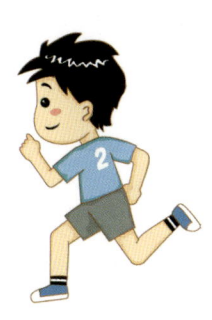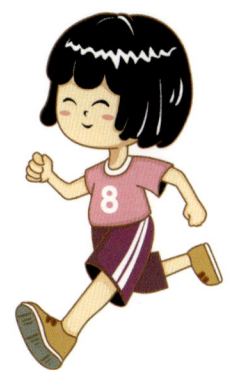

◆ **运动前后均须进行手部清洁。**

涉及共用物品的运动（如球类），保持社交距离并保持手部卫生即可进行。

◆ **每次使用物品器材后须进行消毒，不可共用个人物品。**

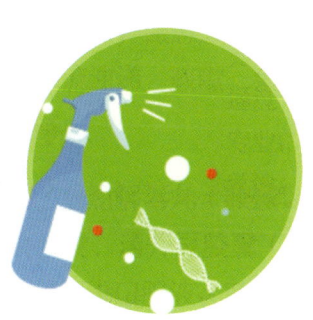

个人防护

◆ **养成良好卫生习惯。**

科学佩戴口罩、勤洗手、常通风、多消毒、少聚集、一米距、注意咳嗽礼仪等。

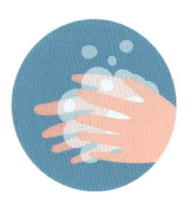

◆ **保持健康生活方式。**

早睡早起、合理膳食、适量运动、平和心态。

◆ **佩戴医用外科口罩。**

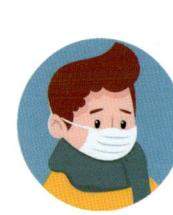

除体育活动、睡觉、进食外,所有教职员工和中小学生均须佩戴医用外科口罩。

幼儿园幼儿在园内可不佩戴口罩。

◆ **疫情严重时,学校暂停堂食**,原则上不混班、混宿。

师生员工尽量家—校"两点一线"。

校内重点场所

◆ **学校门卫室（收发室）、食堂、卫生间、教室、实验室（实训室）、办公室、宿舍、卫生室（保健室）、会议室、体育场馆、健康观察区等：**

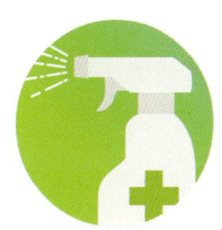

每日开窗通风2～3次，每次20～30分钟，并保持空气流通；

每日室内场所使用后应进行地面消毒，桌椅表面应进行擦拭消毒；

加强对电梯、公共楼道、洗手间等公共区域与设施的消毒；

提供充足便利的洗手设施并确保运行正常，配备足够的洗手液，张贴正确洗手方法和步骤；

保证各场所地漏水封隔离效果；

加强垃圾分类收集、及时清运，并做好垃圾盛装容器的清洁消毒。

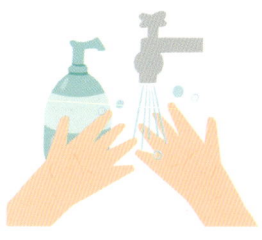

应急处置

当校内学生出现发热症状时

及时转到健康观察区

立即通知家长接回家做进一步诊治

后续情况及时报给学校

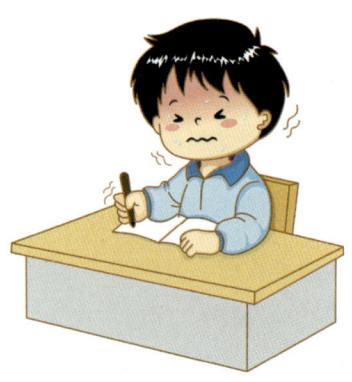

新冠病毒个人防护与健康手册

校园健康篇

学校内发生疫情后

及时采取

减少人际接触、

强化个人防护、

短期内实施中小学校线上教学、

学前教育机构临时关停

等措施

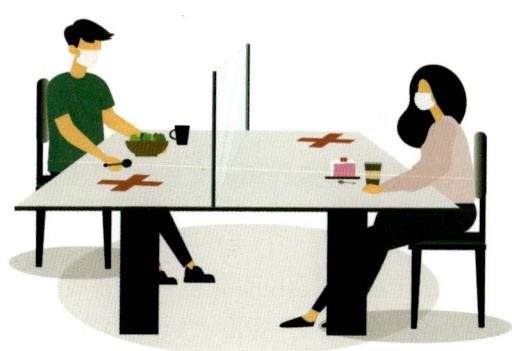

心理健康

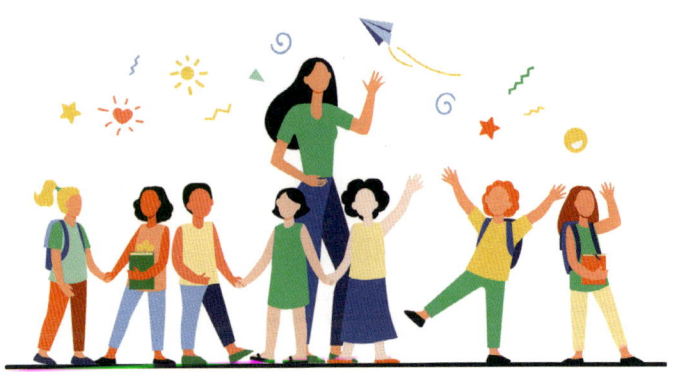

- ◆ **恢复线下教学后，学校开展疫情防控、生命安全等主题班会。**

  增强学生对疫情的科学认知，正确认识疫情，面对疫情保持良好心态。

- ◆ **学校要做好心理疏导和人文关怀，及时提供心理辅导。**

  对于因故不能按时返校的学生，要重视线上教育心理辅导，关注"双职工"家庭学生学习状态。

新冠病毒个人防护与健康手册

科学康复篇

本篇内容主要参考北京市卫生健康委员会组织制定的《新型冠状病毒感染者恢复期健康管理专家指引（第一版）》。

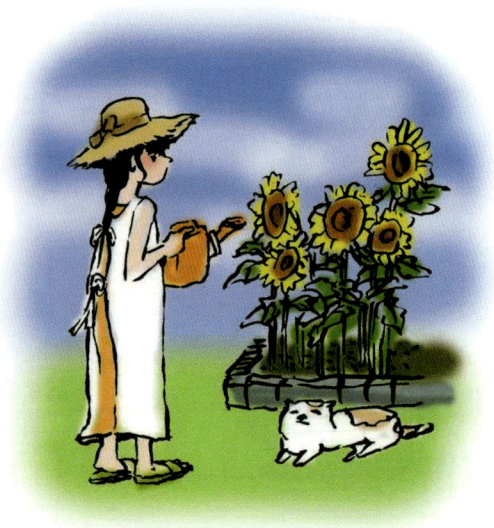

平常的一天
值得高呼万岁

• 科学康复篇 •

什么情况可以视为进入恢复期？

◆ **如果您感染了新冠病毒正处于恢复期，依然需要做好健康管理，做自己健康的第一责任人。那么，什么情况可以视为进入恢复期呢？**

根据《新型冠状病毒肺炎诊疗方案（试行第九版）》及专家建议，当新型冠状病毒感染者满足以下标准中任意一条且其他症状明显好转时，即已进入恢复期：

1. 连续两次核酸检测阴性，即Ct值均≥35；

2. 连续三天开展抗原检测，结果均为阴性；

3. 居家隔离满7天时，未使用退烧药情况下，发热症状消退超过24小时。

恢复期持续咳嗽怎么办？

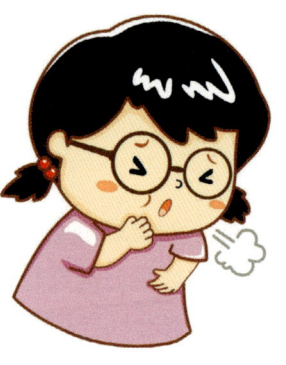

- 咳嗽是肌体重要的防御性反射，有利于清除呼吸道分泌物和有害因子。

- 一般的轻度咳嗽可以不用治疗；必要时可对症使用镇咳、祛痰类药物，**具体用药可参考"居家用药篇"**。

- 若咳嗽严重，影响日常工作或睡眠，或持续3周以上，建议到医院就诊。

新冠病毒
个人防护与健康手册

• 科学康复篇 •

恢复期身体乏力、容易疲惫怎么办?

感到肌体乏力或自觉疲乏,休息后未见明显缓解的,建议如下:

❶ 保持日常生活节奏规律、确定活动优先顺序、合理制定工作计划。

❷ 症状较轻微而无呼吸困难,常规进行基础疾病治疗的同时可适当服用补气药物,如百合、桔梗等药物可以补益肺气,宣畅气机。

❸ 若出现呼吸困难不能缓解,需及时前往医院就医。

❹ 可以采用泡洗等中医外治疗法。注意,泡脚以微汗出为宜,不可大汗淋漓。患有基础疾病的患者需及时咨询医生意见。

科学康复篇

恢复期睡眠不好怎么办?

感染新冠病毒后康复过程中可能出现入睡困难、睡眠时间短、眠浅、多梦等症状。建议做到以下几点:

1. 注意保持规律的入睡和起床时间。

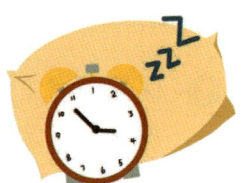

2. 消除环境中干扰睡眠的因素,如过强的光线或噪音。

3. 尝试在睡前一小时停止使用手机和平板电脑等电子设备。

4. 尽可能减少尼古丁(例如吸烟)、咖啡因和酒精的摄入。

5. 尝试可以帮助入睡的放松技巧,例如冥想、正念减压疗法、沐浴、芳香疗法、太极、瑜伽和音乐等。也可用中药泡洗等方法。

恢复期饮食应注意什么？

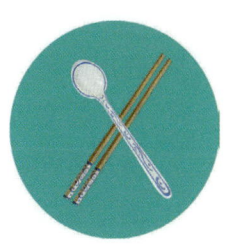

1. 可少量多餐进食，注意饮食应定时定量，食物多样，合理搭配，切忌暴饮暴食。

2. 保证食物细软，吃饭时要放慢速度，细嚼慢咽。

3. 保持食物的多样化，注意荤素兼顾、粗细搭配；多吃新鲜蔬菜、水果、大豆、奶类、谷类食物；适量吃鱼、禽、蛋、瘦肉，优选鱼虾、禽肉和瘦肉，少吃肥肉，饮食要清淡。

4. 避免食用辛辣刺激性食物、油炸油腻食物。

5. 保证饮水量，首选白开水，少喝或不喝含糖饮料。

6. 合理运用药膳进行食养和食疗，结合冬季气候特点，推荐使用雪梨罗汉果水、玉米须橘皮水、白萝卜蜂蜜水、核桃葱白生姜汤、梨汤、山药冬瓜莲子粥、薏苡仁茯苓山药粥等中医药膳食疗法。

● 科学康复篇 ●

恢复期如何进行运动?

❶ 在规律起居、保证充足营养和睡眠的基础上，从低强度活动开始，如散步、八段锦、简单日常家务等。如无明显不适，数周内可逐渐增加活动强度，如上下楼梯、快走、慢跑、骑自行车、游泳、跳舞直至恢复到患病前的正常活动状态。

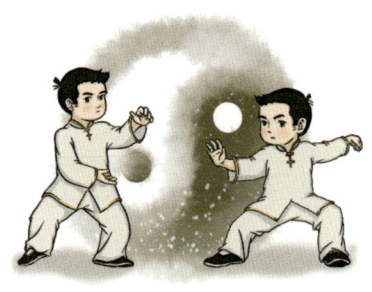

❷ 如在运动过程中出现胸痛、心悸、头晕等不适症状应立即停止运动，必要时及时就医。对于住院康复患者、原有心肺基础疾病患者和遗留有乏力、胸闷、呼吸困难等症状的患者，2周内应避免进行剧烈运动或繁重工作，可维持低强度运动至少1~2周，当身体逐步适应后再进行更高强度的运动。

返岗有何注意事项?

① 刚开始返岗,从较轻的工作开始,循序渐进逐步恢复到常态工作量和工作状态,避免紧张、加班、熬夜等行为。

② 如条件允许,坚持午休20~30分钟。

③ 由于个体存在体质、年龄、病情等差异,恢复时间也会存在差异,因此恢复工作强度以不感到疲劳为标准。

④ 返岗后继续坚持做好防护:戴口罩、勤通风、勤洗手,注意环境卫生,保持社交距离。

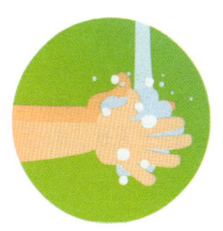

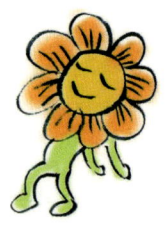

鸣谢单位：

广州日报社

广州市疾病预防控制中心

广州市教育局

小林漫画

广州日报采编团队：

内容统筹	邱　敏　翁晓鹏　黎　蘅　徐梅花　徐锦昆
文字采写	任珊珊　伍　仞　梁超仪　刘晓星　何雪华　王　婧 周洁莹　翁淑贤　张青梅　吴一钒　林传凌
设　　计	张　妍　黄　潭　谭惠兰　严永镇　蒋秋平　周振丰

本手册所涉及的相关防疫政策，截止时间为2022年12月29日，如有变化，请关注官方公布信息。